DU ROLE

QUE JOUE LA PEAU DANS LES ÉPIDÉMIES.

DE L'INFLUENCE DES LIQUIDES

INGÉRÉS DANS L'ESTOMAC SUR LE DÉVELOPPEMENT DES MALADIES
ORGANIQUES.

DE LA PÉTRIFICATION DES ARTÈRES

et

DES VALVULES DU COEUR.

CONCLUSION

Par M. Eugène HERPIN

DOCTEUR EN MÉDECINE, A BRÉHÉMONT.

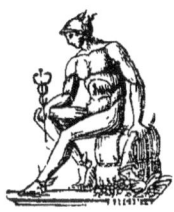

TOURS

IMPRIMERIE LADEVÈZE.

1855.

PRÉLIMINAIRES.

Une épidémie se déclare-t-elle dans une ville, des mesures sanitaires sur une grande échelle sont prises, elles consistent à faire balayer les rues grandes et petites, à débarrasser les carrefours, les places, les impasses de toutes les immondices qui, en temps ordinaires, ne sont point remarquées, et qui alors exhalent des miasmes dans des proportions toujours inquiétantes, car l'imagination doublant la crainte il n'y a plus de précautions inutiles.

Les irrigations par torrents ne sont point menagées, et encore oblige-t-on sous peine d'amendes les habitants à aider l'autorité dans l'exécution des mesures qui doivent éloigner les chances de l'épidémie, ou la rendre moins meurtrière.

Les approvisionnements en fruits et légumes arrivent-ils au marché, les uns sont proscrits, la vente des autres n'est tolérée que s'ils offrent certaines conditions de développement et de maturité ; il en est de même des viandes qui sont scrupuleusement examinées, senties par les agents préposés, et n'ont leur libre cours qu'autant qu'elles sont réputées fraîches et saines. Pour les boissons, un soin tout particulier est mis à déguster les vins, à peser les alcools, à s'assurer si les boissons communes ne sont point frelatées.

L'épidémie sévit-elle sur un point de la cité, déjà les habitants les plus craintifs ne dirigent plus leurs pas du côté des quartiers les premiers atteints, les enfants sont tenus à distance du foyer de l'épidémie, les femmes les premières arrivées s'éloignent d'abord, les voisins ensuite, les parents enfin; si bien qu'il arrive quelquefois que l'on trouve une maison déserte et un malade privé des premiers soins.

Quel est le médecin qui, appelé à porter ses secours dans ces circonstances malheureuses, n'a pas eu à rassurer par ses sollicitations, par sa présence, amis et parents qui menaçaient d'abandonner le patient pour fuir la contagion? Cette panique, par trop exagérée chez quelques-uns, est heureusement compensée chez d'autres par des traits de dévouement et d'abnégation de toute sorte que nous sommes appelés à admirer.

Les autorités prennent immédiatement des mesures pour circonscrire l'épidémie dans son foyer et l'empêcher de se répandre dans d'autres quartiers, des salles spéciales, des hôpitaux spéciaux sont ouverts dans les lieux réputés le mieux aérés, le plus souvent à une certaine distance des habitations; c'est là que sont dirigés les malheureux malades, et aussitôt installés ils font partie de la salle des épidémies.

Le médecin ne saurait se défendre d'une certaine différence

attachée à l'aspect des salles des épidémies, il lui semble qu'il est en présence de malades qui ne ressemblent pas aux autres, les élèves, les sœurs, les infirmiers sont sous la même impression. Loin de moi l'idée que cette impression soit celle de la peur ; mais, s'il en est ainsi pour les gens de courage et de désintéressement qui voient le mal seulement ce qu'il est, combien à distance, là où il n'est pas possible de rien voir, mais où il est toujours possible d'exagérer, ne voit-on pas d'un œil sinistre le lieu où tous ceux qui l'habitent sont voués à une mort certaine ?

Ceux qui succomberont avec le stigmate de l'épidémie à l'hôpital ou chez eux, leur mort à peine constatée, seront immédiatement enlevés et quelques heures seulement après profondément enfouis.

Si ce sont là les mesures généralement prises en temps d'épidémie par les municipalités, le simple particulier n'est pas sans prendre par lui-même certaines précautions d'hygiène. Elles consistent à quitter la ville, à changer de quartier, à habiter les appartements les plus vastes et les mieux exposés, à les aérer lorsque dans le cours de la journée le temps est plus clair, à éviter le renouvellement de l'air lorsque le temps est brumeux, à calfeutrer les portes, les fenêtres pour éviter les courants froids, à allumer de grands feux pour chasser l'humidité et maintenir l'atmosphère dans l'appartement à un degré de température préalablement fixé comme étant le plus préservatif.

Dans les êtres de la maison, il redouble de soins, de propreté ; il ne néglige pas de faire des fumigations de chlore, de sucre, de camphre, etc., pour enlever ou masquer toute trace d'odeur méphitique pouvant être contraire à la santé ; il n'est pas jusqu'à des flacons, des sachets de toute nature renfermant des sels, du camphre surtout qui ne soient portés comme amulettes par les dames et comme moyens préservatifs par nos malheureux campagnards.

On ajoute quelques modifications dans la manière de se vêtir, on se couvre davantage et avec des vêtements plus chauds, on fait usage de la flanelle en ceinture, en gilet, en robe, on en couvre toute la peau ; le temps pour la promenade est menagé à certaines heures de la journée, les travaux sont rendus moins fatigants, la table est mieux servie.

Tous ces moyens généraux et partiels seront-ils suffisants pour écarter toute chance d'épidémie? Non, c'est à peine si nous pourrions dire qu'ils ont été jusqu'à présent satisfaisants.

Car, bien que les gens qui travaillent à la lourde peine, qui sont privés souvent du nécessaire, qui se livrent à des excès de toutes sortes soient le plus généralement atteints, cependant nous voyons des personnes riches, entourées de toutes les précautions désirables en matière d'hygiène, succomber tout aussi promptement, tout aussi tristement aux symptômes d'un même mal.

C'est tout au plus si l'ensemble de tous ces moyens déplacera quelque peu les chances de l'épidémie, nous allons essayer d'en faire comprendre le motif.

DU ROLE

QUE JOUE LA PEAU DANS LES ÉPIDÉMIES.

———————

Pour qu'une épidémie sévisse, il faut deux choses :

L'existence dans l'air d'un principe déterminant d'une nature spéciale, partant d'un point et transmis d'une distance à une autre, sous la protection de certaines circonstances atmosphériques favorables à la violence de son action.

Cette hypothèse est la plus accréditée, la plus généralement répandue, elle satisfait notre intelligence qui n'accepte point d'effets sans causes.

La deuxième condition indispensable, c'est l'existence d'un appareil organisé, placé sur le passage du cortége épidémique, susceptible d'en recevoir l'impression et d'en marquer l'étape. Celle-ci nous occupera spécialement.

Lorsque nous ne saurions formuler un état fixe de l'atmosphère pour chaque épidémie ; lorsque nous ne pouvons parler qu'hypothétiquement de l'essence d'un principe actif provocateur ; lorsqu'il ne nous est pas permis ni de composer, ni de recomposer ce que l'on désigne généralement sous le nom

de constitution médicale, nos moyens d'investigation étant
insuffisants pour porter notre expertise sur la cause première
de l'épidémie, perdant tout espoir de combattre et annihiler
par les moyens préservatifs futiles, préconisés en pareil cas,
un principe inconnu répandu dans un atmosphère immense
d'étendue insaisissable dans sa mobilité, nous abandonnons
cette cause, et pour la combattre nous nous reporterons à
l'examen de la deuxième condition indispensable pour le développement de l'épidémie.

Le corps organisé percevant la sensation de la cause agissante, l'impression nous en est transmise par un ensemble
de symptômes parfaitement appréciables constituant une maladie bien déterminée ; mais, avant de juger des effets, voyons
comment cette cause exerce son action, comment elle nous
pénètre.

Admettant la présence des conditions atmosphériques et
du principe épidémique dans l'air, nous y trouvant plongé
tout entier, c'est la couche extérieure de notre corps, notre
peau qui est mise la première en présence des causes ; c'est
elle qui en reçoit le premier contact et y oppose la première
résistance ; et j'entends par la peau, non-seulement la mem-
branc extérieure sèche qui limite extérieurement nos formes,
mais aussi la portion de cette peau rentrée intérieurement et
désignée dans ses prolongements par les noms de muqueuse
aérienne et digestive.

Examinons dans quelles conditions se trouvent cette peau
et ses prolongements pour résister au contact, à l'impression
et à la pénétration de la cause agissante ; la muqueuse diges-

tive est des trois membranes placées en présence de la cause, celle qui offre le moins de prise à l'épidémie, parce que l'air ne pénètre jusqu'à elle qu'en très-petite quantité et seulement aux époques des repas, encore est il mélangé aux aliments qui occupent la presque totalité du calibre de l'intestin. Cet air est singulièrement modifié à son passage par la bouche, par l'imprégnation des aliments ; ce travail, qui est un commencement d'animalisation, est certainement contraire à la nature étrangère du germe de l'épidémie ; les aliments traversent l'œsophage, l'estomac, arrivent dans l'intestin après l'adjonction des mucus, de la bile, des sucs glanduleux.

Les transformations chimiques et physiologiques qui se succèdent ont bien certainement une action sur l'air ingéré et le principe actif, pour modifier et détruire leur influence ; ajoutons encore que les circonstances atmosphériques mentionnées plus haut ayant déjà fait défaut aussitôt la pénétration de l'air par la bouche dans le tube digestif ; ce n'est plus un atmosphère propre qui protège l'agent du mal, c'est un milieu résultant de l'activité d'une organisation vivante qui l'enveloppe.

La muqueuse respiratoire reçoit bien l'impression de l'air à chaque mouvement d'inspiration, mais celui-ci est modifié à son passage à travers les fosses nasales ou la bouche ; rechauffé il nous saisit moins, dilaté son activité est plus légère, débarrassé des corpuscules qu'il entraîne avec lui, il est moins irritant ; ces préparations auxquelles l'air est soumis avant de parvenir à toucher la muqueuse bronchite ne sont-elles pas déjà en état de nuire au développement de

l'épidémie ; ajoutons que la muqueuse respiratoire se pro
tége elle-même par la secrétion d'un mucus dont l'abondance
est en rapport avec l'irritation exercée sur elle par l'air,
les corpuscules, les miasmes ; qu'enfin il y a chez elle absence
de tout appareil d'absorption comparable à celui qui se
remarque dans le tube digestif pour satisfaire au phénomène
de la nutrition.

Nous pouvons, dès lors, éloigner cette deuxième voie
comme n'étant pas celle à laquelle l'épidémie s'adresse ; nous
nous trouvons reportés, en dernier ressort, à la membrane
cutanée, à la peau proprement dite.

La peau, par son étendue, par sa structure, par ses
usages nous offre à elle seule toutes les conditions néces-
saires pour le développement de l'épidémie.

Toute la périphérie de notre corps est mise en rapport
immédiat avec les agents étrangers organisés ou inertes qui
se pressent autour de nous, toujours dans le but d'être né-
cessaires à notre vie, mais aussi avec la certitude de mettre
un terme à notre existence, après un siége persistant tracé
d'avance pour une réussite complète.

Il est vrai que notre peau cherche à se défendre en inter-
posant entre elle et ses ennemis avoués une membrane
insensible, sèche, l'épiderme ; lorsque les attaques de ceux-
ci seront plus vives, plus incessantes, le corps même de la
peau s'épaissira, se durcira davantage ; mais cette révolte ne
s'exercera guère que pour la prémunir contre les agents
grossiers qui irriteront sa sensibilité, elle négligera de se
mettre en mesure contre des ennemis plus subtils, ceux qui la

saisiront à certaines époques non déterminées et à l'improviste; c'est alors que ni la barrière extérieure formée par l'épiderme, ni le mucus sécrété par les follicules pour oindre sa surface, ni la solidité plus marquée des couches sous-épidermiques n'offriront un obstacle suffisant pour résister à la cause qui nous pénétrera.

Qu'il me soit permis de faire une remarque à l'occasion des usages attachés à la membrane cutanée, cette remarque sera en vue du sujet que je traite ici. La peau, avec le sens du tact s'exerçant sans obstacles et généralisé à toute notre surface, nous donne la supériorité de l'intelligence, par sa sensibilité nous apporte la douleur ; à ces deux fonctions ne pourrions-nous pas ajouter celle de se laisser impressionner par les épidémies pour nous donner les maladies? ce nouveau mode de sensation existant, nous le désignerons sous le nom de sens épidémique

Du sens épidémique.

Bien différent du sens du tact et du sens sensitif placés tous les deux sous la dépendance de notre volonté, le sens épidémique ne saurait mieux être comparé qu'à l'exercice des organes placés sous la dépendance des centres nerveux du grand sympathique.

L'intestin digère sous l'influence d'une vie qui lui est particulière, absorbe en vertu d'une sensibilité tactile qui lui est propre ; nous n'avons rien à y aller voir, et les fonctions en dépit de notre volonté se règlent d'elles-mêmes de la manière la plus parfaite.

La peau recevant l'impression de l'épidémie sans-qu'il soit possible que nous en ayons l'éveil, ni par le sens du tact, ni par une apparence de sensibilité, c'est en vertu d'une absorption nullement contrariée, ou sous l'influence d'une irritation qui lui est propre que la cause parvient en nature dans nos tissus ou agit sympathiquement sur nos organes pour déterminer les symptômes et les maladies. Tandis que la muqueuse intestinale laisse passer la substance qui doit maintenir la vie à nos organes, la peau laisse passer la cause qui altère ces organes au point du nous donner la mort.

Chaque épidémie amènera ses symptômes :

Celle du choléra se manifestera par des troubles fonctionnels du côté du tube d'gestif ;

Celle des fièvres intermittentes par des désordres du côté des appareils nerveux ou sanguins ;

Celle des dyssenteries sera marquée par un flux diarrhétique mêlé de sang ;

Celle du croup par la production de pseudo-membranes ;

Celle des pleuropneumonies par un épanchement sérieux dans la plèvre ;

Celle des fièvres typhoïdes par une éruption pustuleuse à la surface de la muqueuse de l'intestin ;

Celle des varioles, rougeoles, scarlatines, urticaires par l'apparition de boutons, de plaques, de vésicules à la surface de la peau ;

Celle des bronchites par une toux nerveuse ou une expectoration muqueuse des bronches.

Je ne chercherai point à faire une énumération complète

de toutes les épidémies. Il m'a semblé seulement que toutes les maladies aiguës que j'ai été appelé à observer, depuis bientôt vingt-deux ans que j'ai été mis en présence des malades, ne pouvaient être étudiées convenablement en vue de la pratique, qu'autant qu'elles étaient rattachées à l'épidémie sous l'influence de laquelle elles se montraient.

Pour me faire mieux comprendre, je séparerai fictivement les maladies aiguës en deux catégories, en maladies aiguës proprement dites et en maladies aiguës influencées par l'existence d'une épidémie régnante.

Les premières n'existent pas dans la pratique, les secondes sont les seules que le médecin soit appelé à traiter. Si nous parvenions à enlever le caractère épidémique aux fièvres aiguës, celles-ci disparaîtraient, ou, en admettant de l'exagération dans cette manière de se prononcer, l'exercice de la médecine serait énormément simplifié, puisque les maladies n'offriraient plus de gravité et céderaient aux moyens les plus simples de la médecine et de l'hygiène.

Moyens proposés à l'examen des expérimentateurs pour combattre les épidémies :

1° Nous envelopper d'une toile ou d'un tissu qui, à l'exemple de la toile des mineurs, ne laisse arriver jusqu'à nous l'air qu'après l'avoir épuré au point de nous préserver de tout accident; si cette toile préservatrice était découverte, son application serait facile ;

2° Couvrir la surface de notre peau d'un enduit qui ajoute à l'épaisseur de l'épiderme et du mucus sébacé sécrété par les follicules; ce moyen serait d'une application imparfaite ;

3° Agir sur le corps même de la peau au moyen des astringents, d'abord pour sécher, épaissir, tanner le derme au point de neutraliser l'action absorbante de la peau , d'engourdir , de rendre obtuse, s'il est possible, toute trace de sensibilité , chercher à neutraliser le sens épidémique; si ces moyens simples ne suffisent pas, employer des substances irritantes, vésicantes, corrosives même pour modifier par un travail imflammatoire la partie vivante du derme, renouveler l'emploi de ces médicaments actifs aussi longtemps que l'épidémie exercera ses ravages.

Aux industriels il appartient d'aller à la recherche des deux premiers modes d'action à exercer sur la peau; il sera du devoir du médecin. de l'observateur, du philanthrope de porter toute leur attention sur la trop grande faiblesse des téguments opposés comme barrière à l'invasion de l'épidémie, de chercher à remédier à cette faiblesse par des moyens qui, en altérant la structure de la peau, en modifieront l'état physiologique.

DE L'INFLUENCE DES LIQUIDES

INGÉRÉS DANS L'ESTOMAC SUR LE DÉVELOPPEMENT DES
MALADIES ORGANIQUES.

————◦————

Nous nous préoccupons beaucoup du choix des aliments
pour satisfaire nos goûts et entretenir le bon état de notre
santé ; la variété apportée dans la délicatesse des mets , dans
leur mode de préparation nous semble convenable et je dirai
indispensable pour notre bien-être et pour satisfaire aux
exigences de la vie.

Les substances végétales et animales sous les dominations
d'aliments maigres, d'aliments gras , de régime végétal , de
régime animal, sont successivement mis en usage ou simul-
tanément recommandés , et on ne s'inquiète que fort peu , en
temps de santé, des boissons, pourvu qu'elles soient digestives, on ne s'en occupe pas du reste davantage en temps de
maladie ; les liquides n'entrent dans la composition des
bouillons , des tisanes des médicaments que comme véhicule,
que comme moyen de suspension des substances nutritives
et médicamenteuses. Cependant ces boissons , ces véhicules
parviendront dans notre sang presque ce qu'ils sont au mo-

ment de leur ingestion , débarrassés seulement des substances grossières non-assimilables , tandis que les matières végétales et animales subiront une préparation , une décomposition complète , ne laisseront que leurs sucs encore débarrassés de tout ce qui pourrait contrarier la sensibilité des bouches absorbantes.

C'est à tort que l'on oublie de surveiller les liquides qui entrent pour la plus grande part dans notre alimentation, et les eaux potables surtout méritent une attention toute spéciale , eu égard à l'action qu'elles peuvent exercer sur le développement des maladies organiques, celles qui nous font regretter la jeunesse par les infirmités qu'elles nous donnent, maudire l'existence par les douleurs qu'elles nous occasionnent, et nous marquent le terme de notre vie presque à jour fixe malgré tous les secours de l'art.

Après l'air , dont nous ne saurions nous défendre , il n'est rien qui soit plus contraire à l'organisation vivante que le passage à travers nos vaisseaux et la pénétration dans nos tissus des matières inorganiques minérales ou calcaires qui y sont facultativement introduites Ces matières à l'état de sels se trouvent en abondance dans les eaux potables de sources, de rivières, de puits.

Sous la forme liquide étendus dans l'eau , nous les trouvons trompant la surveillance des bouches absorbantes de l'intestin, parvenant dans notre sang auquel elles se mêlent, l'accompagnant dans ses transformations et arrivant avec lui à nos organes.

Nos organes, peut-être, stimulés par leur présence, s'assimilent une portion de ces sels et du sang qui doit servir à leur nutrition et laissent passer sous la forme de sécrétions de diverses natures ce qu'il en reste.

Revenons à ce parcours et attachons-nous aux points où il y aura une halte dans la circulation des liquides ; ces points seront ceux où les maladies organiques se développeront.

L'eau contenant en dissolution les sels calcaires se montre dans notre circulation mélangée à la partie nutritive des aliments dont elle entretient la fluidité. Unie à la substance assimilable elle est partie constituante du chyle, celui ci circule dans ses vaisseaux propres en vertu de la puissance qui régit le cours des liquides chez les corps vivants, rencontrant d'abord les ganglions mésentériques. Ceux ci ont-ils pour fonction de faire subir une modification à la nature du liquide, agissent-ils mécaniquement à la manière des valvules pour empêcher le retrait dans la circulation, ou bien ont-ils simplement pour but de retarder le mouvement ascensionnel qui sans cela serait trop rapide? Toujours est-il que le chyle sans modification bien sensible dans ses élements, peut-être après avoir vivifié ces ganglions par sa présence, les traverse, arrive dans les conduits chylifères de plus grande dimension, chemine sans obstacle et se mêle au sang.

Le chyle, la lymphe, le sang noir, de tous les systèmes sous la dénomination collective de sang veineux, par un mouvement d'impulsion du cœur arrivent jusqu'aux dernières limites artérielles du poumon y subissent le phénomène de l'hématose.

Dans le phénomène de l'hématose nous nous laissons sai-

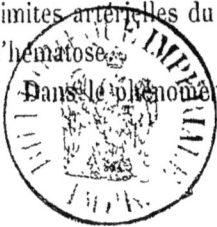

sir par la matière, elle nous vaincra; cela est tellement vrai que dans cet acte l'opération chimique domine le phénomène physiologique. Pour l'entretien de notre vie nous sommes livrés à tout ce qui caractérise une transformation chimique des corps inertes, changement d'état, dégagement de chaleur, vaporisation, formation de dépôts.

Examinons ces différents phénomènes chimiques, et jugeons des effets qu'ils produisent sur place et dans nos tissus vivants.

Le sang change d'aspect : de noir qu'il était il devient rouge, après s'être emparé de l'oxygène de l'air et avoir rejeté son carbone; ce changement d'état lui donne la vie ou le rend propre à donner la vie à tous nos organes.

La chaleur, dont le foyer est établi dans le poumon au moment de la transformation du sang, a pour effet la calorification du sang artériel, la répartition par les artères d'une température uniforme et permanente à toutes nos parties, l'évaporation ou la distillation de la portion liquide du sang qui a été apportée en excès dans la circulation jusqu'au poumon.

S'il s'agissait seulement des phénomènes que je viens d'indiquer, notre santé s'en accommoderait encore; mais à ces phénomènes viennent s'en joindre nécessairement d'autres qui doivent amener des troubles fonctionnels sur place, ces troubles sont dus à la formation de dépôts.

Les sels calcaires en dissolution dans le liquide soumis à l'hématose assistent-ils à la transformation physiologique et

chimique du sang sans éprouver eux-mêmes certaines modifications dans leur état? Non assurément, l'appréciation
théorique des faits que nous allons mentionner sera confirmée
par des observations pratiques que j'ai eu l'occasion de faire
dans les localités que j'habite.

Une partie des sels perdra sa solubilité et sous la forme
crétacée oblitèrera les conduits chargés de la transmission du
sang d'une circulation à l'autre.

Cette oblitération, ou complète ou incomplète, deviendra
une cause de maladie, et ce ne sera qu'une affaire de temps
pour que l'affection organique se déclare.

Les causes qui aideront à la formation des dépôts sont :
le phénomène physiologique de la transformation d'un liquide
impropre en un liquide vivifiant ; le travail chimique tout à fait
analogue à celui qui est produit dans nos laboratoires sur le
les corps inorganiques, marqué par : le développement de
chaleur, le déplacement du carbone du sang par l'oxygène
de l'air, la distillation d'une partie de l'eau contenue dans le
liquide tenant en dissolution le sel, le dégagement de l'acide
carbonique ; la conséquence sera la condensation des bases
ramenées subitement à l'état solide.

Voilà donc des sels amenés avec le chyle sous une apparence d'innocuïté qui subitement prennent un caractère hostile
dans le lieu où ils se déposent ; la partie de ces sels (admet-
tons que ce soit la plus considérable) qui aura résisté à ces
différentes actions suivra le cours du sang dans les veines
pulmonaires d'abord, dans tout le système artériel ensuite ;
nous l'y retrouverons plus tard.

Le sang artériel parviendra sans retard aux limites extrêmes de la circulation, abandonnera les molécules vivifiantes aux tissus qui se les approprieront ; le véhicule du sang devenu, dès lors, une matière inutile, transsudera à travers la peau pour donner la sueur, se tamisera à travers la substance du rein pour donner les urines, puis après avoir subi cette épuration rentrera dans la circulation des veines.

Ne voulant point passer sous silence un troisième mode d'élimination, à cause de son importance, nous suivrons encore le sang de l'artère hépatique et de la veine porté dans les granulations du foie ; ces deux liquides, mélangés ou non dans le réseau vasculaire périphérique, laissera au tissu la partie nutritive, puis ayant une fluidité plus grande nous le verrons pénétrer de la circonférence au centre dans la granulation, pour de ce point rentrer dans le centre de la circulation veineuse par les veines sus hépatiques.

Ce passage du liquide sanguin à travers les capillaires extrêmes des deux systèmes circulatoires qui se rencontrent peut-être pour le même usage autour des granulations, n'a pas lieu sans qu'il soit amplement fourni à la sécrétion biliaire.

J'avais besoin de retracer ce dernier moyen d'épuration du sang, j'abandonnerai tous les autres.

Revenant aux sels calcaires contenus dans le sang artériel, ceux-ci passeront en nature, c'est à-dire en conservant leur état liquide, à travers les parois des vaisseaux capillaires ou bien pénétreront par imbibition les tissus propres aux organes et viendront pleuvoir à la surface de la peau ou tomber dans les réservoirs de l'urine et de la bile ; une autre partie de ces sels à l'état de dissolution rentrera dans la circulation avec le sang veineux.

Mais que deviendront les sels calcaires devenus insolubles? Ils séjourneront dans nos organes.

Bien que nous n'ayons point, comme dans le poumon, une élaboration chimique à ajouter au travail physiologique qui s'opère dans les dernières divisions vasculaires et à l'origine des conduits excréteurs, cependant nous retrouvons encore les mêmes causes de formation de dépôts, celles déjà énumérées à l'occasion des transformations du sang dans les vaisseaux pulmonaires.

Et quand même la théorie ne nous satisferait qu'imparfaitement, l'observation pratique de certains faits pathologiques ne vient elle pas à notre aide pour nous assurer que nous sommes pleinement dans la vérité.

Où prennent leur origine les noyaux primitifs des calculs que nous trouvons dans les urétères, dans les canaux biliaires etc.?

Les matières calcaires insolubles sous la forme de dépôts, s'arrêtent dans nos capillaires, les oblitèrent, et par conséquent entravent la circulation.

C'est assez de la présence d'un obstacle dans le mouvement des liquides pour que le travail physiologique dans l'organe soit déjà entaché d'un commencement de travail pathologique ; la circulation devient plus impérative dans le but de vaincre l'obstacle, et lorsque les efforts de la vie n'ont pu en triompher, l'inflammation éliminatrice commence.

Alors il peut arriver que les produits pathologiques dis-
solvent les calculs, et ceux ci peuvent être encore absorbés
par les veines, par les lymphatiques, ou même entraînés
par les sueurs, les urines, la bile; ou bien l'organe jouissant
d'une vitalité moindre, en raison de l'âge, de la constitution,
de l'état de maladie du sujet, l'acuité de l'inflammation est
de beaucoup insuffisante pour réagir sur le corps inerte, et
alors celui-ci se fixe, s'enchatonne dans la substance de nos
tissus, s'y développe même, car il est en contact permanent
avec le cours des liquides chargés de sels en dissolution, puis
il arrive un moment où brisant les obstacles qui l'enveloppent,
en vertu de l'accroissement qu'il acquiert et de la disposition
expulsive qu'ont nos tissus pour réagir sur tout ce qui leur
est étranger, il tombe dans les urétères, dans les conduits
biliaires, arrive avec le temps aux couches les plus superfi-
cielles de la membrane cutanée et disparaît par le frottement,
l'exfoliation, l'usure.

Je ne mentionne ici que ce qu'il y a de plus grossier dans
l'apport, le depôt et l'expulsion des corps inorganiques qui
pénètrent dans notre sang, et prennent des dimensions telles
que nous pouvons les suivre presque avec la vue, sans les
abandonner un seul instant de leur point de départ jusqu'à
leur sortie.

Mais s'il en est ainsi dans les cas qui déterminent des maladies spéciales, la même cause agissant également dans
toutes nos parties, la physiologie des organes est réellement
contrariée, les maladies singulièrement compliquées, et si
celles-ci persistent, elles sont entretenues et continuées jus-

qu'au terme de la vie avec une persistance égale à celle de la
cause qui accompagne notre sang.

*De la même cause agissant pour la formation et le déve-
loppement des tubercules du poumon.*

Si nous venons de voir les concrétions calcaires se déposer
dans nos organes excréteurs, s'y développer et en être chassés
par la voie que les sécrétions leur maintiennent constamment
ouverte, nous ne rencontrons plus des conditions aussi faciles
pour l'expulsion du produit inorganique, lorsque celui-ci
s'est fixé dans le poumon.

Une autre structure, une autre vitalité, un autre usage en
détermineront la différence.

Le poumon jouit, comparativement aux autres organes,
d'une vitalité bien moindre, si l'on en juge par le peu de
vaisseaux sanguins qu'il reçoit de la circulation artérielle
générale, c'est à peine si le sang des artères bronchiques
arrive jusqu'aux bronches

La vie du parenchyme pulmonaire est empruntée dès lors
au liquide sanguin qui le traverse, encore faut-il en distraire
le sang noir qui coule dans l'artère pulmonaire. Aussi com-
parerons-nous le tissu des vésicules pulmonaires à celui
d'une toile membraneuse, ou fibreuse, ou aponévrotique ;
comme ces toiles, il vivra de sa vie propre et restera soumis

aux lois qui les régissent, alors qu'elles vivent peu ou ne vivent pas.

Les liquides sanguins saturés de sels solubles ont à un temps donné laissé déposer une partie de ces sels sous la forme crétacée; les vaisseaux dans lesquels le dépôt s'est effectué sont obstrués en partie ou obliterés; le cœur fonctionnera bien avec une violence plus grande pour rétablir complétement la circulation entravée, mais ce sera peine inutile; au contraire, le travail incessant de l'hématose amènera de nouveaux produits qui s'ajouteront aux premiers et diminueront toute chance de ramener le cours du sang à l'état normal.

Que deviendront ces produits étrangers à l'organisation? Ou bien ils inciteront le mouvement physiologique des veines, des absorbants, des excréteurs, et ils rentreront dans le sang veineux, dans les lymphatiques, ou transpireront à travers la muqueuse des bronches; ou bien ils détermineront une inflammation circonscrite, celle ci amènera la formation de matériaux propres qui, se mêlant à la concrétion, la dissoudront, la transformeront peut-être en un liquide capable de disparaître par les voies physiologiques connues.

Mais ces concrétions résistant à tous ces efforts, la matière inerte prendra droit de domicile dans le tissu propre; la texture des cellules pulmonaires presque privées de vie favorisera l'accroissement des tubercules que le liquide circulant pénètre ces cellules par imbibition ou les traverse en vertu du phénomène de l'endosmose.

Laissant de côté les désordres primitifs dans le parenchyme du poumon, ne parlant point de la formation de dépôts, n'invoquant que le phénomène de l'endosmose lui-même, n'assistons-nous pas à un des modes de formation des tubercules?

Ainsi, que l'ennemi entre de force en se déposant ou qu'il s'introduise à longueur de temps, en se substituant à la partie vivante des tissus qu'il déplace, toujours voyons-nous deux modes d'accroissement des turbercules, l'un par juxtaposition, l'autre par substitution sous l'influence des sels calcaires qui coulent dans le sang.

Nous pouvons expliquer maintenant pourquoi les enfants, les adultes, les vieillards sont également pris de tubercules ; pourquoi chez les uns ils se développent avec le caractère aigu, chez d'autres avec la marche chronique ; pourquoi certaines constitutions nous en amènent l'hérédité ; pourquoi par une nourriture insuffisante on prépare leur prise en possession ; comment certains désordres physiologiques résultant de causes extérieures en facilitent la formation.

Il me sera maintenant facile de résumer les circonstances qui favorisent le dépôt des matières inorganiques :

1° L'usage ordinaire des eaux saturées de sels calcaires au point de les abandonner sous forme de dépôts, l'emploi incessant comme boissons de liquides renfermant en dissolution ces sels, même en petite quantité ;

2° Une disposition constitutionnelle héréditaire apportant l'affaiblissement de certains organes ;

3° Le défaut d'une nourriture suffisante pour entretenir l'activité de la vie ;

4° Le développement de maladies aiguës accidentelles, qui modifieront momentanément ou pour un temps plus long la structure et les fonctions des tissus.

Des moyens à opposer aux accidents qui résultent de l'introduction dans notre économie de sels calcaires, le premier et le principal est d'en supprimer l'entrée dans les voies digestives (1).

De même que l'eau est soumise à la filtration pour l'usage habituel, n'est-il pas convenable et ne devient-il pas urgent de lui faire subir une préparation chimique pour l'obliger à déposer les parties minérales cachées, et de n'en permettre l'emploi pour l'alimentation qu'à cette condition.

Si cette eau n'est plus aussi agréable, aussi digestive, ne peut-on pas substituer aux sels nuisibles un élément qui lui rende sa propriété incitatrice.

Aux chimistes, aux personnes jalouses de leur bien-être, il appartient de dire leur mot.

Je ne terminerai pas cette dissertation sans ajouter que j'ai été amené par des aperçus pratiques à présenter sous ce point de vue les aperçus théoriques que je viens d'exposer.

Dès les premières années de mon séjour dans le Bréhémont, j'ai été surpris du petit nombre de maladies tuberculeuses qui s'y développaient, depuis j'ai remarqué que les altérations organiques ne s'y montraient que rarement. Les choses restant dans le même état depuis douze ans que j'observe les

---

(1) Les eaux de source, le plus ordinairement employées pour l'alimentation, sont très nuisibles; viennent après les eaux de puits, de rivière; l'eau de pluie est préférable ; l'eau distillée est la meilleure.

habitants dans la même position, j'ai persisté dans la même pensée, et m'appuyant sur ces remarques pratiques, j'ai été contraint d'admettre que la situation particulière du pays, environné par les eaux de la Loire, de l'Indre et du Cher, pouvait bien être la raison de cette exception.

Les habitants qui m'ont offert le sujet de ce travail sont exclusivement privés d'eaux de sources pour leur alimentation, et ne font usage que d'eaux de pluie et de rivière.

J'ajouterai encore que ceux d'entre nous qui étaient entachés des premiers symptômes de la phtysie, se sont bien trouvés de la résidence dans l'île de Bréhémont, et que les affections tuberculeuses constitutionnelles ou héréditaires ne sont devenues mortelles qu'après avoir parcouru toutes leurs phases et sans avoir été précipitées par l'état inflammatoire.

DE LA PÉTRIFICATION DES ARTÈRES

ET

DES VOLVULES DU COEUR.

Le tube artériel est formé de trois membranes, l'une extérieure celluleuse essentiellement vasculaire.

Une deuxième moyenne propre, cartilagineuse ou fibreuse destinée à maintenir béant le calibre du vaisseau, jouissant en outre, chez les jeunes sujets et les adultes, d'une élasticité capable de venir en aide à l'impulsion du sang et de faciliter sa pénétration dans les capillaires.

Cette deuxième membrane emprunte sa vie à la première.

La troisième membrane, de la nature des séreuses, est en contact immédiat avec le liquide sanguin; elle a pour usage, comme toutes les séreuses, d'empêcher l'agglutination des parois et de plus, loin de mettre obstacle au cours des liquides par le caractère lisse de sa surface, elle aide au glissement des molécules du sang qui arrivent sans entraves à leur destination; cette dernière membrane emprunte sa vie à la membrane moyenne.

Voyons comment ces trois membranes se comportent pendant la durée de notre existence, eu égard au mouvement du sang et au liquide qui les traverse.

Dans les premières années, elles jouissent de la plus grande vitalité ; mais à mesure que l'on prend de l'âge les deux membranes, l'interne et la moyenne, cette dernière surtout, se durcissent, deviennent un conduit distinct, ne tenant plus par les vaisseaux nourriciers à la membrane vasculaire extérieure, totalement isolé de celle-ci à laquelle la vie s'arrête.

Ce conduit cartilaginieux dès ce moment est soumis aux lois qui régissent les corps qui sont le produit d'une organisation quelconque et qui en ont été séparés.

En présence du liquide sanguin qui coule incessamment, nous le voyons perdre ses molécules cartilagineuses ou fibreuses, et celles-ci remplacées par une matière inerte, solide, calcaire, inorganique, empruntée au sang artériel, qui reçoit en échange les molécules organiques mortes de la membrane propre dn vaisseau.

Lorsque nous sommes à un âge avancé, chez les vieillards les artères sont pétrifiées.

Ne retrouvons-nous pas sur le trajet de la circulation artérielle le même phénomène que nous constatons chaque jour, de la pétrification du bois dans les eaux vives courantes, alors que celles-ci renferment des carbonates de chaux en dissolution ; c'est donc par le mode de substitution que la pétrification commence dans nos vaisseaux et devient complète chez les vieillards.

Ajoutons encore que la membrane interne de l'artère interposée éntre le liquide et le corps étranger , représenté par la tunique moyenne , peut encore, en vertu de la propriété qu'ont les membranes organiques de favoriser le déplacement, faciliter la transmission du liquide sanguin dans le tissu cartilagineux et réciproquement.

Ce que nous venons de dire pour le tube artériel s'applique exactement à l'orifice aortique et aux valvules du cœur.

Le structure fibreuse , cartilagineuse et membraneuse de ces parties , le rôle qu'elles jouent par rapport au cours du sang sont autant de circonstances qui appellent également leur pétrification.

Nous n'avons pas besoin de faire ressortir les conséquences qui en résultent pour le cœur d'un côté, et de l'autre pour les tissus à la dernière limite des artères.

CONCLUSION.

De ce qui précède il résulte que nous sommes exposés à
une attaque incessante et destructive des matières inorganiques : elles existent invisibles dans l'air, sous la protection
de circonstances atmosphériques propres ; elles figurent à
l'état de dissolution dans les eaux potables d'une manière
évidente.

Les premières par l'intermédiaire de notre peau, impuis-
sante à les combattre, pénétrant jusqu'à nos organes ou
réagissant sur eux, nous donnent les épidémies; celles-ci
modifient giavement les maladies aiguës.

Les secondes avec une apparence d'innocence, circulant
dans nos vaisseaux, marquent partout leur passage par des
désordres matériels formant des maladies spéciales; de plus,
elles jouent un rôle important pour le développement des
maladies organiques, dont elles sont causes efficientes.

Les prédispositions constitutionnelles, les altérations accidentelles des tissus viennent avec elles pour modifier la
marche des lésions.

Si nous cherchons à détruire les causes des épidémies dans
le milieu qui nous enveloppe, elles se jouent de nos tentatives;
dès lors, il est prudent de se tenir sur la défensive, et c'est

la peau, comme étant la première barrière, qui doit être soutenue, consolidée, fortifiée par tous les moyens préservatifs à opposer.

Pour mettre un terme à l'action des causes inorganiques qui pénètrent dans nos tissus par les voies digestives, il est important de remplacer les eaux de sources, de puits, de rivières habituellement employées pour notre alimentation et dont l'usage est réellement désastreux pour nos organes, par les eaux du ciel recueillies dans des réservoirs appropriés, par les eaux distillées rendues potables, ou par les eaux ordinaires soumises préalablement à des préparations qui leur ôtent tout caractère hostile.

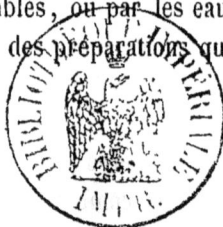

Tours, imp. Ladevèze.